AF500806

QUELQUES CONSIDÉRATIONS

SUR LES

FRACTURES TRAUMATIQUES

DU LARYNX

ET LEUR TRAITEMENT

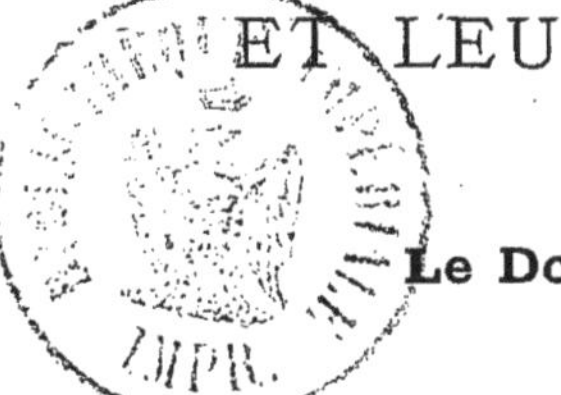

PAR

Le Docteur E. FREDET

de Clermont-Ferrand

ANCIEN INTERNE EN MÉDECINE ET EN CHIRURGIE DES HOPITAUX
ET HOSPICES CIVILS DE PARIS
MEMBRE DE LA SOCIÉTÉ ANATOMIQUE, ETC

PARIS

ADRIEN DELAHAYE, LIBRAIRE-ÉDITEUR

Place de l'École de Médecine

1868

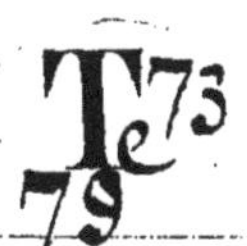

QUELQUES CONSIDÉRATIONS

SUR LES

FRACTURES TRAUMATIQUES

DU LARYNX

ET LEUR TRAITEMENT

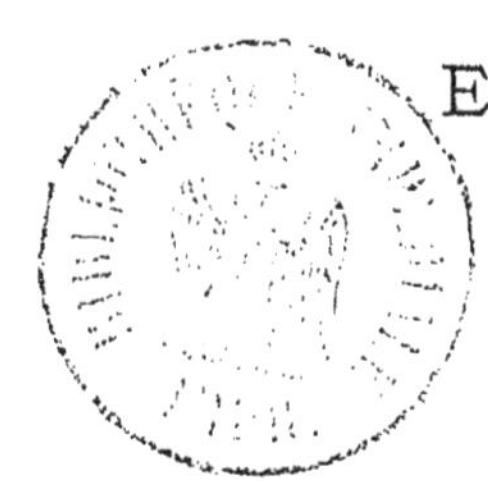

PAR

Le Docteur E. FREDET

de Clermont-Ferrand

ANCIEN INTERNE EN MÉDECINE ET EN CHIRURGIE DES HOPITAUX
ET HOSPICES CIVILS DE PARIS
MEMBRE DE LA SOCIÉTÉ ANATOMIQUE, ETC.

PARIS

ADRIEN DELAHAYE, LIBRAIRE-ÉDITEUR

Place de l'École de Médecine

1868

7e 73

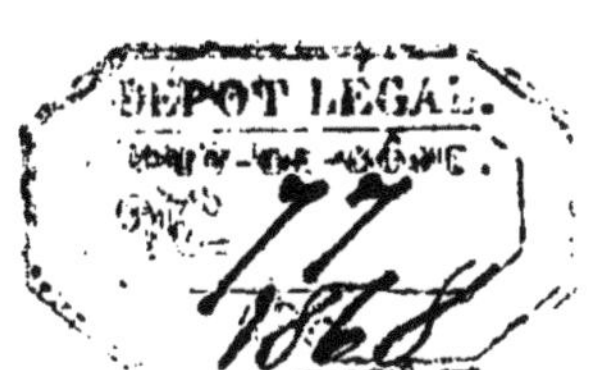

QUELQUES CONSIDÉRATIONS

SUR LES

FRACTURES TRAUMATIQUES DU LARYNX

ET

LEUR TRAITEMENT

Il nous a été donné d'observer, il y a quelques semaines, une triple fracture du cartilage cricoïde, produite par la pression digitale, et dont nous publions plus loin l'observation.

A l'occasion de ce fait, nous nous sommes livré à quelques rechérches bibliographiques, et nous n'avons pas été peu étonné de constater une absence absolue de documents sur les fractures du larynx, dans la plupart des ouvrages français de chirurgie. Dans les traités de chirurgie pratique de Ravaton et Sue, de Richerand, de Desault, d'Heister; dans Boyer, le dictionnaire en 30 volumes, le dictionnaire de Fabre, dans les traités de pathologie chirurgicale de S. Cooper, de Vidal de Cassis, de Nélaton, dans le compendium de MM. Denonvilliers et Gosselin, il y est bien question des plaies, des blessures, des brûlures du larynx; mais les fractures sont entièrement passées sous silence. L'on doit cependant excepter Malgaigne, qui dans son traité des fractures et luxations, leur a consacré un chapitre à part (1), et Follin (2), qui, dans son livre de pathologie externe, a écrit quelques lignes à peine sur les fractures du cartilage thyroïde.

Espérons que dans les deux nouveaux dictionnaires qui s'éditent concurremment, cet oubli sera réparé, et que l'on mettra en lumière ce genre de lésions qui, jusqu'à ce jour, a été si peu étudié.

Les traités de médecine légale, bien que nous fournissant quelques exemples de fractures des cartilages du larynx, ne nous sont pas d'un grand secours pour leur étude, à cause de la pauvreté et du peu de détails de leurs renseignements.

En 1859, cependant, M. Cavasse (3) fait paraître une monographie sur les fractures des cartilages du larynx.

C'est un cas de fracture du larynx, observé à l'Hôtel-Dieu, dans le service de M. le professeur Laugier, dont il était alors l'interne, qui donna l'idée à M. Cavasse de faire des recherches à ce sujet. Il publia dans sa thèse inaugurale cette observation avec des expériences très-intéressantes qu'il pratiqua sur le cadavre et dont nous parlerons plus loin. Au début de son travail, M. Cavasse se

(1) Malgaigne, *Traité des fractures et luxations*, tome I.

(2) Follin, *Traité de pathologie externe*, tome II, 2e partie, p. 830.

(3) Cavasse, *Essai sur les fractures traumatiques des cartilages du larynx*. (Paris 1859.)

plaint avec raison de l'oubli où on a laissé cette partie de la pathologie chirurgicale, et il engage vivement les médecins à publier les observations qu'ils pourront recueillir à ce sujet.

Nous sommes heureux de répondre à son désir, en relatant le fait suivant que nous devons à l'obligeance de notre honorable confrère et excellent ami, M. le docteur Gagnon, professeur suppléant à l'Ecole de médecine de Clérmont.

Triple fracture du cartilage cricoïde, produite par la pression des doigts. — Mort subite survenue dans un mouvement brusque du blessé.

Le cinq avril dernier, dans une querelle, le sieur L..., âgé de trente ans, fut saisi à la gorge par un de ses adversaires, fort et vigoureux, qui, après l'avoir terrassé, lui tint pendant quelques instants la main appuyée sur la partie antérieure du cou. Voyant que L... ne se relevait pas, qu'il se débattait sans pouvoir prononcer une parole, que son visage était injecté, les spectateurs de la lutte transportèrent le blessé à son domicile situé à quelques kilomètres du lieu du combat.

Le 6 avril, M. le docteur Gagnon fut appelé près du malade, et constata les phénomènes suivants :

L... était en proie à une dyspnée extrême ; la face était cyanosée ; sur les parties latérales du cou, au niveau du bord interne du sterno-mastoïdien, à sa partie moyenne, en un point correspondant à la portion inférieure du larynx, il existait des ecchymoses légères, plus prononcées du côté droit.

La partie antérieure du cou jusque sur la région pré-sternale, le tissu cellulaire sous-cutané étaient infiltrés d'air; une légère pression exercée avec les doigts sur cette partie faisait percevoir la crépitation de l'emphysème. On ne sentait pas de craquements, ni le choc caractéristique de deux surfaces fracturées.

On prescrivit des applications répétées de sangsues; sous l'influence de l'émission sanguine, le gonflement de cette région avait à peu près complètement disparu, la respiration était moins gênée, le malade qui depuis l'accident n'avait pu articuler aucun son, commençait à la visite du 7 avril au soir, à se faire comprendre. Il était dès lors permis de concevoir quelques espérances sur l'issue favorable de l'affection, et de différer l'opération de la trachéotomie, à laquelle on avait d'abord songé, lorsque, dans la nuit du 7 au 8 avril, le malade, après avoir satisfait un besoin et voulant remonter dans son lit, mourut subitement.

L'autopsie est pratiquée le 10 avril à l'Hôtel-Dieu de Clermont.

En disséquant la région sus et sous-hyoïdienne, on ne constate aucun épanchement de sang. — Le corps thyroïde est normal, mais le muscle thyro-hyoïdien du côté droit est infiltré de sang. — Le larynx est enlevé par une double section : l'une pratiquée à la base de la langue, l'autre comprenant une portion de la trachée-artère. Après une dissection minutieuse, on constate une triple fracture du cartilage cricoïde. — La première et la plus considérable, siège en arrière et sur la partie moyenne du cartilage; elle est verticale, à bords tellement nets, qu'on croirait qu'elle a été faite par un instrument tranchant; elle occupe toute l'étendue du cartilage, et rejoint la section faite avec des ciseaux à la partie postérieure de la trachée (1).

Les deux autres fractures existent à droite et à gauche, en avant et sur les parties latérales du cartilage, elles sont obliques de haut en bas et d'avant en arrière, avec dépression en avant de chaque côté produite par le chevauchement du fragment postérieur.

Le cartilage aryténoïde gauche offre une luxation incomplète; il est sur un plan plus antérieur que le bord postérieur du cartilage cricoïde. Le muscle aryténoïdien transverse est infiltré d'une sérosité sanguinolente.

L'examen de la surface interne du larynx permet de constater un œdème très-considérable de la glotte, des ligaments aryténo-épiglottiques, des cordes vocales, de l'épiglotte. Le ventricule gauche du larynx est complètement effacé, et toute la muqueuse laryngienne est fortement injectée.

A l'ouverture de la poitrine, les poumons offrent

(1) La pièce pathologique a été présentée à la Société impériale de chirurgie par M. le professeur Verneuil.

une coloration violacée, et de nombreuses ecchymoses sous-pleurales. La crépitation de la partie inférieure des poumons est peu sensible. Des incisions pratiquées dans le parenchyme pulmonaire laissent écouler une grande quantité de sang très-noir.

Au cœur, aucune lésion; les cavités sont vides de sang.

Le foie est très-hypertrophié et fortement congestionné : écoulement considérable de sang noir à la coupe.

La mort survenue brusquement chez L... paraît être le résultat d'un déplacement subit d'un fragment du cartilage cricoïde et de l'aryténoïde correspondant, qui dans le mouvement fait par le malade à chevauché sur l'autre, et en mettant tout à coup obstacle au libre passage de l'air atmosphérique, a déterminé la mort par asphyxie.

Dans la première observation consignée dans la thèse de M. Cavasse, et recueillie par lui, il s'agit de fractures multiples des cartilages du larynx produites par une chute dans un escalier. Comme dans le fait que nous venons de rapporter, il signale chez son malade tous les phénomènes de l'asphyxie: face cyanosée, respiration stertoreuse et sifflante, aphonie complète, et enfin mort subite vingt-six heures après l'accident. On trouva à l'autopsie une fracture verticale du cartilage thyroïde qui était ossifié; une fracture verticale et dentelée sur le côté droit du cartilage cricoïde ; une fracture de la corne supérieure droite du thyroïde et de l'hyoïde ; une luxation de l'aryténoïde droit, enfin une déchirure de la muqueuse dans une étendue de trois millimètres par où s'était produit l'emphysème.

Dans un autre cas observé par M. Maisonneuve à la Pitié, le larynx fut écrasé par la roue d'une voiture pesante qui passa en travers de la région antérieure du cou. Le malade présenta les mêmes symptômes que précédemment, et l'asphyxie devenant imminente, M. Maisonneuve pratiqua la trachéotomie qui ne put être terminée qu'avec grande difficulté. Mais dès que l'opération fut achevée, le malade put respirer à l'aise et huit jours après le cou était dégonflé. On essaya de retirer la canule, mais la portion supérieure du larynx étant rétrécie et livrant un passage insuffisant à l'air, on dut la replacer. M. Maisonneuve essaya longtemps, soit par l'ouverture supérieure du larynx, soit par l'ouverture trachéale, de dilater le rétrécissement, mais il dut y renoncer et le malade quitta l'hôpital avec sa canule qu'il retirait ou remettait lui-même à volonté. L'aphonie persista.

Dans un autre fait observé à *Pensylvania Hospital* et publié dans *The Lancet et Gaz. med.* 1838, il est question d'un homme de 43 ans qui reçoit à la gorge un violent coup d'un morceau de charbon. Il y eut immédiatement chute sur le sol, aphonie, asphyxie imminente ; on constata l'existence d'ecchymoses dans la région du cou ; les cartilages du larynx étaient mobiles et crépitants. On appliqua des sangsues à diverses reprises ; au bout de quatre jours il y avait de l'amélioration et vingt-six jours après l'accident on obtint une guérison complète. La déglutition et la phonation s'exécutaient librement, cependant la voix resta voilée.

Marjolin (*Cours de pathologie chirurgicale, p.* 396) parle de deux femmes qui, étant à l'hôpital, se prirent de querelle ; l'une d'elles saisit son antagoniste à la gorge et la serra tellement qu'elle lui brisa le cartilage thyroïde de haut en bas. La fracture fut facile à constater et n'amena aucun des symptômes graves dont nous avons parlé plus haut. « Du silence, du régime, une petite saignée, et la » guérison fut parfaite. »

A côté de ce fait bénin dans la forme et le résultat, qu'il nous soit permis de citer deux observations : l'une de M. Martin-Damourette, l'autre de Plenck où la mort fut instantanée.

Voici l'observation de M. Martin-Damourette :

« Une vieille dame riche et avare, maltraitait » souvent sa jeune servante. Un jour cette fille, » poussée à bout, prit sa maitresse à la gorge, » et la jeta par terre. Effrayée de cette chute, elle » lâcha prise immédiatement : la vieille dame était » morte. A l'autopsie, on trouva une fracture du » cartilage thyroïde, produite par la pression des » doigts. Cette lésion avait fait conclure par le rap- » porteur à la présence d'un complice. L'amant de » la jeune fille fut soupçonné, incriminé, et ne dut

» son salut qu'à un alibi bien prouvé. La domestique seule était coupable, seule elle avait produit la fracture du cartilage thyroïde (1). »

Dans le cas cité par Plenck, cette fracture fut causée par un choc direct; le cou porta sur le bord d'un seau, dans une chute. La mort fut instantanée. (*Monteggia, Instituzioni chirurgiche*, t. IV, p. 99.)

Malgaigne reproduit une observation de M. Ladoz (*Annales et bulletins de la Société médicale de Gand; Gaz. méd.* 1839), où il s'agit d'un homme de 37 ans chez lequel on nota une ossification très-avancée du cartilage thyroïde. Il y avait au cou des contusions et des écorchures produites par la pression des doigts; une fracture du cartilage thyroïde en forme d'*S*, longue de 15 millimètres, s'étendant du bord supérieur droit du cartilage jusqu'à sa partie inférieure, et depuis l'angle saillant formé par ses parties droite et gauche jusqu'à l'union des deux tiers postérieurs de la partie droite avec son tiers antérieur.

M. Rousset, de la Faculté de Montpellier, fut appelé comme expert en 1843 pour examiner le cadavre d'une jeune fille que l'on supposait avoir été assassinée; il constata une fracture du cartilage thyroïde, du cricoïde qui formait un angle rentrant au lieu de figurer un anneau. Les conclusions du rapport furent que la jeune fille avait été étranglée.

Nous ferons observer que la pression digitale

(1) Cavasse. Loc. cit.

paraît amener plutôt la fracture du cartilage thyroïde que du cricoïde. La lésion de ce dernier cartilage se trouve surtout chez les pendus, comme nous l'apprennent les observations de Valsalva et Morgagni (*De sedibus et causis morborum*), de Weïss et de Cazanvieilh. (*Du suicide et de l'aliénation mentale*, *Paris* 1840).

Enfin nous devons à l'obligeance de M. le professeur Imbert-Gourbeyre, la traduction d'un passage de l'ouvrage anglais de Georges Gibb (*On diseases of the throat, epiglottis and windpipe, — London* 1860, 8, XII, *p.* 182), dont nous donnons l'analyse succincte.

Gibb passant en revue les affections de l'appareil laryngien, dit qu'il n'y a guère que la fracture du cartilage thyroïde qui soit connue. Dans un cas qu'il observa lui-même, les deux fragments laissaient entendre une faible crépitation, la fracture paraissait être longitudinale. Il n'y avait ni douleur, ni difficulté d'avaler, ni sensibilité, ni inflammation. Mais la voix était rauque et enrouée et parfois très-voilée ou basse. La soudure des fragments se fit au bout de quelques semaines.

Un enfant avait une double fracture, continue Gibb ; l'une avait séparé le cartilage arytènoïde du cricoïde, l'autre traversait le cartilage thyroïde à l'insertion des ligaments glottiques. La mort eut lieu par asphyxie due à un œdème sus-glottique.

Chez une jeune fille de neuf ans, qui était tombée sur un morceau de fer tranchant, un côté du thyroïde était brisé et dépassait l'autre. Hémorrhagie considérable suivie de convulsions ; toux avec sang écumeux. L'asphyxie nécessita la laryngotomie. Comme les cartilages étaient trop petits, on enleva un morceau large de trois lignes de la portion antérieure du thyroïde, et l'on put, au moyen d'une pince à polype, soulever la portion luxée. L'ouverture fut maintenue pendant quatorze jours. —Guérison au bout de six semaines sans aucune suite.

Enfin un homme de 27 ans tombe d'un échafaudage haut de cinquante pieds. — Dyspnée violente, emphysème à la partie inférieure du cou, qui s'étend bientôt au thorax et aux extrémités supérieures ; langue tuméfiée et saillante à travers les dents : mort le 3me jour avec accidents cérébraux.

Autopsie. — Poumons sains ; côté droit du cartilage cricoïde brisé en deux endroits. Une portion longue de trois lignes était séparée du reste. — L'angle supérieur de ce fragment avait traversé la muqueuse et c'est par ce trou, gros comme une lentille, que l'air pénétrait dans le tissu cellulaire : taches ecchymotiques sur les cordes vocales.

Dans toutes les observations précitées, nous avons vu que les fractures des cartilages du larynx étaient produites soit par des corps contondants (*morceau de charbon, chute sur le bord d'un seau, d'un escalier*), soit par la pression digitale, soit enfin par la constriction de la corde chez les pendus.

A ce propos, qu'il me soit permis de donner l'opinion de Casper sur les causes et l'époque de ces fractures. Ce savant allemand (1) émet cette opinion qu'il y a toute probabilité pour que les fractures du larynx chez un cadavre, soient produites pendant la vie et non aprés la mort, si les faits n'indiquent pas qu'une force extrêmement violente ait été employée. « Nous n'avons pas réussi, dit-il, à briser le larynx ni l'os hyoïde d'un cadavre d'adulte même en employant la force la plus grande, force qui aurait certainement suffi pour amener une fracture sur le vivant. Je n'hésiterais pas dans un cas où la putréfaction a effacé les signes de réaction vitale, à admettre que les fractures de l'os hyoïde et du larynx n'ont pas été produites après la mort. »

Nous ne pouvons que nous incliner devant l'opinion d'un homme aussi considérable et d'un savant aussi consciencieux que Casper, et notre étonnement doit diminuer en nous rappelant les expériences que Malgaigne pratiquait sur le cadavre lorsqu'il travaillait à son Traité des fractures et luxations. Il en est du larynx comme des os longs des membres qui offrent une résistance bien plus grande après la mort que pendant la vie. Les coups les mieux portés avec des instruments très-pesants ne produiront souvent pas de fracture, et cette résistance qu'offre le tissu osseux à se laisser briser après la mort tient sans aucun doute à l'absence de l'action musculaire.

Si nous analysons les expériences de M. Cavasse,

(1) Casper. — Méd. lég. tom. II, page 184.

nous voyons que dans une première série d'épreuves, il a essayé de fracturer le larynx en frappant la partie antérieure du cou avec un corps contondant (*Morceau de bois, coup de poing, talon de botte*). Le cartilage thyroïde s'est toujours brisé plus facilement que le cricoïde, et chaque fois que le cricoïde était lésé, le thyroïde l'était aussi sans que le réciproque fût vraie. — Continuant ses expériences et saisissant le larynx entre le pouce d'un côté et les quatre doigts de l'autre, il pressait fortement contre la colonne vertébrale. La fracture se produisait quelquefois en laissant entendre un craquement quand le cartilage était ossifié. Comme dans la première série d'épreuves, le thyroïde se brisait plus facilement que le cricoïde, presque toujours en dehors de la ligne médiane et obliquement d'avant en arrière; mais les désordres qui accompagnaient ces fractures dans les tissus voisins étaient beaucoup moins considérables que ceux produits par les corps contondants.

Enfin dans les cas de pendaison, de suspension du cadavre, la fracture se produit rarement : faut-il encore que le nœud de la corde qui suspend le cadavre soit placé derrière la nuque et que la pression s'exerce d'avant en arrière contre la colonne vertébrale? Casper, tout en pratiquant des expériences analogues pour constater la déchirure des tuniques interne et moyenne des carotides chez les pendus, n'a trouvé que deux fois seulement la fracture des cartilages laryngiens.

Des causes diverses peuvent donc amener la rupture de la charpente cartilagineuse du larynx ; mais est-il nécessaire que la force employée soit considérable ? Nous ne le pensons pas, si nous nous en rapportons aux quelques observations que nous avons citées, surtout si les cartilages sont en voie d'ossification, ce qui n'est pas toujours un effet de l'âge, puisque M. Cruveilhier l'a observée chez des adultes de 30 ans, indépendamment de toute maladie.

Les symptômes de ces fractures ayant été décrits dans les observations précitées, le diagnostic ne présentant généralement pas de difficultés, nous ne nous y arrêterons pas pour insister davantage sur le pronostic de ce genre de lésions et sur le traitement.

La gravité de ces fractures paraît être dans un rapport direct avec l'intensité des symptômes du début, et la conduite que le chirurgien devra tenir semble dépendre, pour nous, de l'aspect plus ou moins grave des premiers accidents. Dans les faits que nous avons pu recueillir, il est évident que, lorsque la mort n'est pas instantanée, comme dans les faits de Plenck et de Martin-Damourette, la fracture se présente tantôt avec un cortége de symptômes effrayants, tantôt avec une physionomie toute débonnaire. Aussi, dans ce dernier cas, l'expectation, le repos et le silence absolus, suffiront-ils comme dans les faits rapportés par Gibb, Piedagnel et Marjolin.

Mais il n'en est plus de même quand les accidents de l'asphyxie sont imminents, lorsque le malade présente dès le début des signes de dyspnée et de suffocation, quand la voix est éteinte, qu'un gonflement de la région du col, joint à de l'emphysème, vient ajouter à la gravité de son état. Nous croyons alors que la temporisation est fatale, et que l'on doit immédiatement pratiquer la trachéotomie.

Que voyons-nous, en effet, dans les observations que nous rapportons ici et où le malade a survécu quelque temps? Sur six cas de fractures graves, nous avons à enregistrer trois morts et trois guérisons. Sur les trois cas de mort (observ. de Gibb, de Cavasse et la nôtre), les malades ont succombé brusquement, l'un trois jours, l'autre vingt-six heures, le dernier quarante-huit heures après l'accident, alors même que l'on pouvait espérer, d'après la rémission des symptômes, une guérison probable. Sur les trois guérisons, sauf celle citée par Gibb et où le traitement consista en applications de sangsues, les deux autres furent obtenues grâce à la trachéotomie pratiquée à temps.

En présence d'un tel résultat, nous pensons que, dans les fractures graves du larynx, dans la généralité des cas, tout retard est nuisible, et que l'opération doit être pratiquée dès le début. Et chaque fois que l'on se trouvera en présence de symptômes aussi graves que ceux que nous venons d'énumérer, il faudra avoir présent à l'esprit

IMPR.

que le malade peut mourir subitement, et au moment où l'on y pense le moins, dans un mouvement brusque, par exemple, et que l'on a tout avantage à ouvrir la trachée.

Sans doute, l'opération pourra être quelquefois d'une difficulté considérable, comme dans le cas de M. Maisonneuve, où le larynx, aplati, écrasé, n'offrait plus aucun des points de repère qui servent de guide à l'opérateur, où les parties molles tuméfiées, ramollies en une masse rougeâtre, confondues ensemble, formaient une couche épaisse au-devant du conduit aérien; mais les obstacles ne sont pas toujours aussi grands, et avec de la patience et de l'habileté, on pourra en triompher.

Serait-ce peut-être le cas d'introduire par la bouche et de laisser à demeure dans le larynx une sonde de gomme de gros calibre, comme le proposait le Dr Reybard dans le croup, ou un tube métallique, comme M. Loiseau (de Montmartre), destiné à écarter les fragments et à laisser arriver en même temps l'air dans la poitrine; ou enfin de pratiquer le tubage du larynx proposé par M. Bouchut, dans la diphthérie laryngée? — Ce procédé, quoique ingénieux, serait-il facilement exécutable?... On n'ignore pas qu'à l'époque où la question du tubage du larynx était soumise à l'appréciation de l'Académie de médecine, Trousseau, dans un rapport sur un mémoire de M. Bouchut, relatif au tubage de la glotte, affirmait que l'opération du tubage n'était pas aussi simple à faire que l'avançait son auteur; qu'à l'hôpital des Enfants, les mêmes internes qui, plusieurs fois, avaient fait le cathétérisme du larynx, n'avaient pu parvenir à exécuter l'opération du tubage sur le cadavre, et que M. Guersant lui-même, dont tout le monde connaît l'habileté, n'avait pu y parvenir dans une tentative faite sur le sujet.

Pour nous résumer, au point de vue du traitement, nous classerons les fractures du larynx en deux catégories : les fractures simples et les fractures compliquées.

I. — *Les fractures simples*, où, comme dans les observations de Marjolin, de Gibb, de Piédagnel, l'affection a été si légère que les malades y ont à peine pris garde et où le silence et le repos suffiront pour amener un heureux résultat.

II. — *Les fractures compliquées*, et parmi celles-ci :

A. — Les fractures pouvant amener subitement ou très-rapidement la mort, et où la thérapeutique est superflue.

B. — Les fractures s'accompagnant de suffocation, de dyspnée, de cyanose, de convulsions, d'aphonie plus ou moins complète, de déformation et de gonflement du cou, d'emphysème, etc.....; fractures où la mort subite par déplacement de fragments, par œdème sus-glottique, peut survenir d'un moment à l'autre, et où nous pensons que le chirurgien, malgré la diminution dans l'intensité des symptômes, doit agir sur-le-champ et pratiquer ou le cathétérisme du larynx et mieux la trachéotomie.

Nous avons trop peu d'autorité scientifique pour vouloir poser une règle générale à ce sujet, mais nous croyons fermement, d'après l'examen des faits, qu'une intervention active est non-seulement avantageuse mais nécessaire et qu'elle aurait pu, comme elle pourra dans l'avenir, sauver nos malades d'une fin aussi triste qu'inattendue.

BIBLIOTHÈQUE IMPÉRIALE

Clermont-Ferrand, imprimerie Mont-Louis.

59

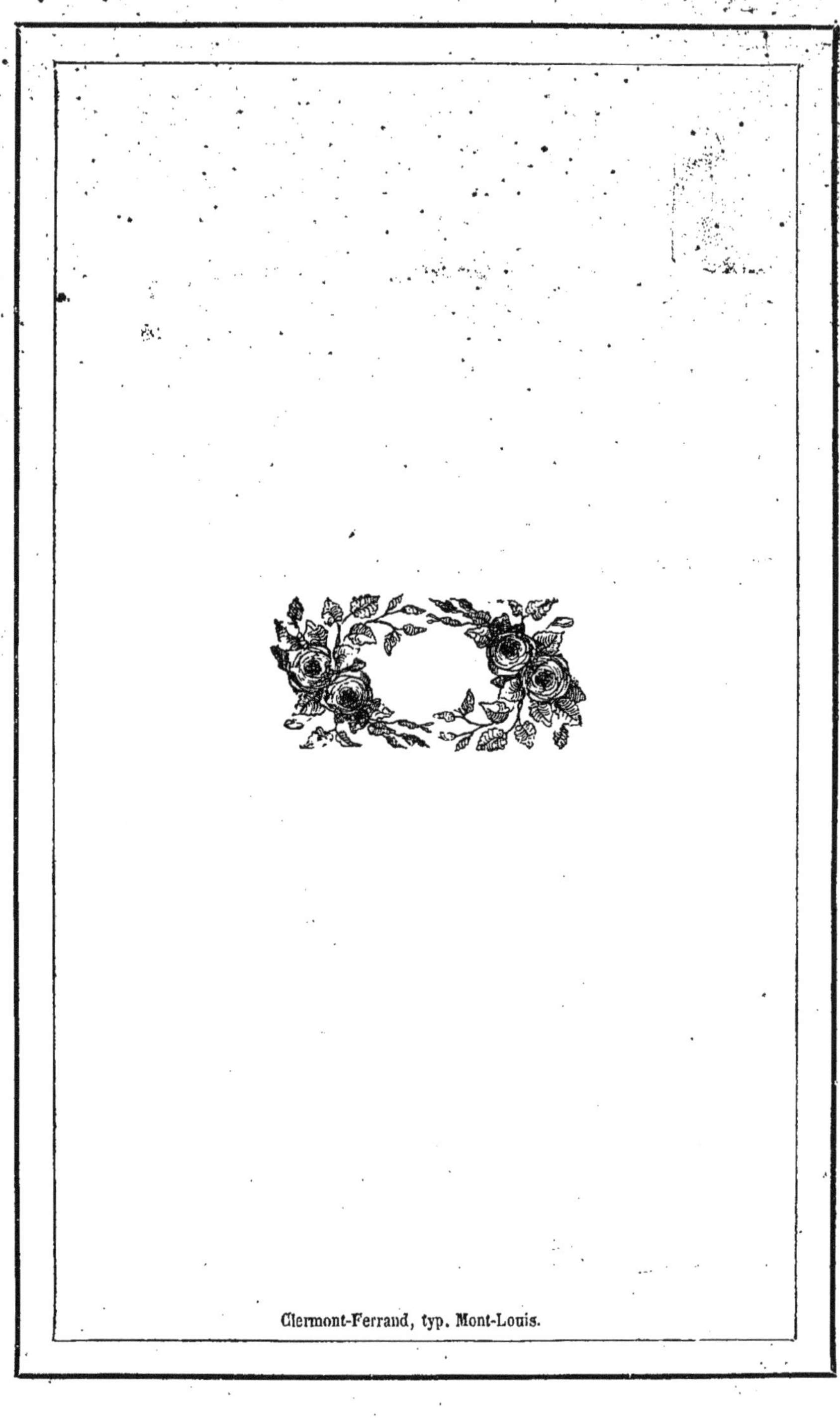

Clermont-Ferrand, typ. Mont-Louis.

www.ingramcontent.com/pod-product-compliance
Ingram Content Group UK Ltd.
Pitfield, Milton Keynes, MK11 3LW, UK
UKHW012132240726
13965UKWH00005B/2131